ARTRODESIS DE RODILLA CON FIJADOR EXTERNO MULTIPLANAR.

Traumatología y cirugía ortopédica.

David Buendía López.

Traumatología y cirugía ortopédica.

Primera edición.

Murcia. España. 28 abril de 2015.

Autor:

David Buendía López.   Licenciado en Medicina y Cirugía.

Especialista en Cirugía Ortopédica y

Traumatología.

ISBN-13: 978-1511963374

ISBN-10: 1511963379

Edición:

Amazon.

CreateSpace Independent Publishing Platform.

BooksInPrint.com®.

ARTRODESIS DE RODILLA CON FIJADOR EXTERNO MULTIPLANAR.

PROGRAMA DE DOCTORADO

ANATOMÍA CLÍNICA DEL APARATO LOCOMOTOR

BIENIO 2003-2005

DEPARTAMENTO DE ANATOMÍA HUMANA Y PSICOBIOLOGÍA

PRESENTADA POR:

David Buendia López.

Indice de capítulos:

Capítulo I.

Capítulo I. Período de docencia.

Autor:

David Buendía López. Licenciado en Medicina y Cirugía.

Especialista en Cirugía Ortopédica y

Traumatología.

Durante el curso 2003/2004 realicé los siguientes cursos del período docente:

CURSOS DE DOCTORADO:

COMISIÓN DE GRUPO DE ÁREAS DE: CIENCIAS DE LA SALUD.
PROGRAMA: ANATOMÍA CLÍNICA DEL APARATO LOCOMOTOR.
DEPARTAMENTO: ANATOMÍA HUMANA Y PSICOBIOLOGÍA.
BIENIO 2003-2005.

1. Anatomía clínica de la cintura escapular y plexo braquial.
2. Anatomía clínica de la porción libre del miembro superior.
3. Anatomía clínica de la cintura pelviana y plexo lumbosacro.
4. Anatomía clínica de la porción libre del miembro inferior.
5. Anatomía clínica de la columna vertebral y de las paredes del tronco.
   En estos cursos se ha pretendido analizar los componentes óseos, articulaciones, músculos, arterias y venas así como también la distribución de los nervios motores y sensitivos en las citadas regiones. Por otro lado el objetivo principal de estos cursos ha sido adquirir los conocimientos teóricos y sobre todo

prácticos, tanto de las regiones anatómicas a estudiar como las principales vías de abordaje quirúrgicas existentes.

6. Técnicas y métodos documentales en investigación científica. Mediante clases teórico-prácticas en sala de ordenadores se ha conseguido como objetivo el reconocer, identificar y acopiar de manera preliminar fuentes documentales para organizar e interpretar la información compilada de forma que se pueda elaborar un plan de investigación adecuado.

7. Diseño de experimentos. Mediante clases teórico-prácticas se han definido las reglas básicas a seguir para el diseño, la realización y el análisis de experimentos, siendo de aplicación a todos aquellos estudios en los que es necesario ensayar una hipótesis.

8. Valoración morfofuncional del aparato locomotor. A través de estas clases se ha pretendido iidentificar las diferentes estructuras anatómicas del cuerpo humano y la relación e integración que existe entre ellas.

9. Comportamiento biomecánico del hueso. Mediante este curso se tuvo conocimiento del comportamiento biológico de un tejido, el óseo, incluyendo los diferentes procesos biológicos tales como remodelación, regeneración y crecimiento.

Durante el curso académico 2004/2005 realicé la Línea de

Investigación:

* VALORACIÓN MORFOFUNCIONAL DEL APARATO LOCOMOTOR;

realizando el trabajo titulado:

ARTRODESIS DE RODILLA CON FIJADOR EXTERNO MULTIPLANAR.

Capítulo II.

Capítulo II. Introducción a la fijación externa.

Autor:

David Buendía López.   Licenciado en Medicina y Cirugía.

Especialista en Cirugía Ortopédica y

Traumatología.

En 1962, Smillie [1] afirma que "la artrodesis de rodilla equivale a la última confesión del fracaso". Hoy en día se puede puntualizar esta afirmación añadiendo "el fracaso de la prótesis total".

Nelson [6] en 1971 fue el primero en describir la artrodesis como tratamiento en el fracaso de la artroplastia total de rodilla. Actualmente la artrodesis de rodilla no se realiza de entrada, salvo en casos excepcionales. Lo normal es que la utilicemos como un procedimiento de rescate cuando existe un fracaso de una artroplastia total de rodilla, bien por un problema séptico o por un aflojamiento aséptico.

En los aflojamientos sépticos la artrodesis está indicada cuando la infección persiste a pesar del tratamiento antibiótico, cuando el tratamiento requerido es muy tóxico, en infecciones por hongos, en casos de destrucción del aparato extensor de la rodilla o cuando lo solicita el paciente.

En caso de fracaso aséptico, la artrodesis está indicada cuando la reserva ósea no es suficiente para la realización de una nueva artroplastia, en pacientes obesos, o en caso de preferencia del paciente. En ambos casos tres son los métodos de fijación: la síntesis mediante dos placas a compresión, el enclavado intramedular y la fijación externa.

Key (5) (1932) fue el primer cirujano que realizó una artrodesis a "compresión" con 2 agujas transfixiantes unidas con "bandas elásticas" externas. Charnley (2) (1951) y Charnley-Lowe (3) (1958) popularizaron la técnica con su compresor, inicialmente único.

En los últimos años varios estudios clínicos coinciden en la utilidad de la fijación externa como técnica eficaz en la consecución de la artrodesis de rodilla en pacientes que han portado previamente una prótesis de rodilla que ha fracasado tanto por motivos sépticos como asépticos Riouallon G (8), Ulstrup AK (10); sobre todo en aquellos casos en los que existe un fracaso séptico, en los que el implante de un material adicional puede retrasar o incluso impedir tanto la erradicación de la infección como la consecución de la artrodesis de rodilla: Eralp L (4), Parratte S (7), Salem KH (9).

Actualmente su indicación *princeps* sería: Paciente "joven" funcionalmente activo con un fracaso de PTR de revisión.
1. Afectación monoarticular.
2. Mecanismo extensor deficiente.
3. Mala cobertura cutánea.
4. Paciente inmunodeprimido.
5. Infección por gérmenes de gran virulencia.

Así, la artrodesis de rodilla es una opción válida para los pacientes con una infección de una artroplastia total de rodilla en los que se ha agotado o está contraindicado otro tipo de tratamiento. En caso de fracaso aséptico, la artrodesis está indicada cuando la reserva ósea es insuficiente para realización de una nueva artroplastia.

Las claves del éxito incluyen:
• Intervención quirúrgica *meticulosa.*
• Desbridamiento exhaustivo.
• Preparación de los extremos óseos adecuados y buena aposición ósea tanto autóloga como con injerto.
• Siempre que sea posible debe abordarse por cicatriz de intervenciones previas.
• Disección de las partes blandas será limitada para preservar la vascularización ósea.

Entre las ventajas de la fijación externa en el tratamiento de la artrodesis de rodilla se incluyen:

- No añade cuerpos extraños a la articulación contaminada.
- Menor disección de tejidos blandos.
- Fijación biomecánicamente rígida.
- No disemina infección. Ausencia de *pandiafisitis.*
- Estabilizan pseudoartrosis infectadas, permitiendo la curación de las fístulas.
- Los fijadores externos son mínimamente invasivos en su aplicación y permiten gran versatilidad, incluso para corregir deformidades una vez iniciado el tratamiento.

Para conseguir este objetivo existen en el mercado distintos métodos de Fijación externa:

- compresor de *Charnley*
- doble cuadro de *Hoffman-Vidal®*
- fijador mono lateral de *Wagner*
- fijador circular de *Ilizarov*
- montajes *semihíbridos* tipo *Orthofix®*
- marcos transfixiantes con FE monotubo tipo *TRIAX®* en conformación biplanar o multiplanar

Capítulo III.

Capítulo III. Hipótesis y objetivos.

Autor:

David Buendía López. Licenciado en Medicina y Cirugía.

Especialista en Cirugía Ortopédica y

Traumatología.

Este estudio pretende demostrar que la artrodesis de rodilla con fijación externa multiplanar ofrece una solución estable en aquellas situaciones en que fracasa la prótesis de rodilla.

Los principales objetivos de nuestro estudio son hallar:

- La influencia del tipo de prótesis previa en el tiempo de consolidación.
- La relación existente entre la causa del fracaso protésico (séptico o aséptico) y el tiempo de consolidación.
- La influencia del aporte o no de injerto de cara a la consecución de la artrodesis.
- La influencia del tipo de fijador utilizado en el tiempo de consolidación.
- La relación existente entre la etiología que motivo el implante protésico y el tiempo de consolidación de la artrodesis.

Capítulo IV.

Capítulo IV. Material y métodos.

Autor:

David Buendía López.   Licenciado en Medicina y Cirugía.

Especialista en Cirugía Ortopédica y

Traumatología.

Mediante un estudio retrospectivo, observacional y descriptivo se valora la utilidad de la fijación externa multiplanar para la consecución de una artrodesis de rodilla en pacientes en los que ha fracasado el implante protésico previo, así como los factores que pueden influir en el éxito o fracaso de esta técnica.

En cuanto a la casuística, se practicaron un total de 23 artrodesis de rodilla entre los años 1999 y 2008. De todas ellas 17 fueron mujeres (73,9%) y en 6 casos se trataba de varones (26,1%) presentando los pacientes una edad media en el momento de la realización de la artrodesis de 64,47 años (57-72). Con respecto a la lateralización de la patología, en 12 de los pacientes se trataba de la rodilla derecha (52,1%) y en 11 casos la izquierda (47,9%).

Con respecto a la etiología que originó el implante de la prótesis primaria fue artrosis secundaria a genu varo (18 casos, 78,2%) y artrosis secundaria a genu valgo (5 casos, 21,8%).

En 16 de los casos (69,5%) el paciente había sufrido una intervención previa con recambio de la prótesis primaria por aflojamiento aséptico en todos los casos; mientras que 7 en casos (30,5%) se realizó artrodesis directamente tras el fracaso de la prótesis primaria.

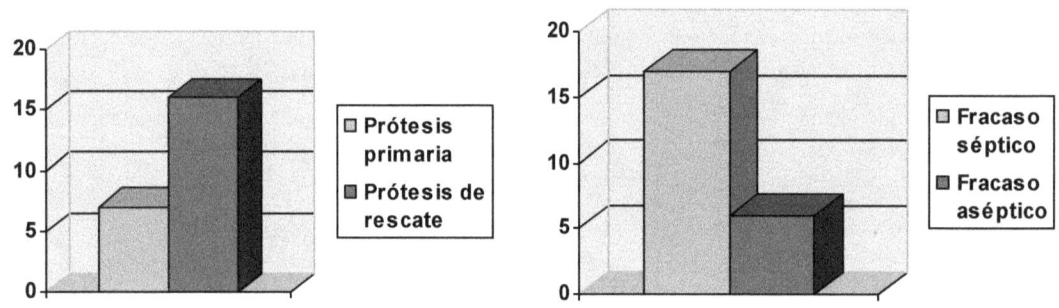

El fallo de la prótesis que condujo a la realización de la artrodesis de rodilla se produjo en 17 casos (73,9%) por aflojamiento séptico, siendo 12 casos positivos a infección por *S. aureus* (70,5%) y 5 positivos a *S. epidermidis* (29,5%). En los restantes 6 casos el fallo protésico se debió a aflojamiento aséptico por movilización protésica (26,1%).

El intervalo entre el implante de la última prótesis y el fallo que condujo a la realización de la artrodesis fue de 36,9 meses (99-9).
El método utilizado para realizar la fijación fue el fijador Hoffman en 18 de los casos (78,2%) y el fijador circular de Ilizarov en 5 de los casos (21,8%), ambos en conformación multiplanar, permitiendo una compresión entre las superficies óseas que facilite la consolidación de la artrodesis y la creación de callo óseo. Se realizó una técnica estándar en todos ellos consistente en desbridamiento de las superficies hasta hueso sangrante y fijación con fijación externa multiplanar a compresión con 5º de valgo y 5 º de flexión.

Por último, en 7 de los casos (30,4%) se realizó aporte de injerto óseo heterólogo para compensar el déficit de stock óseo adecuado para permitir una consolidación y una artrodesis eficaz.

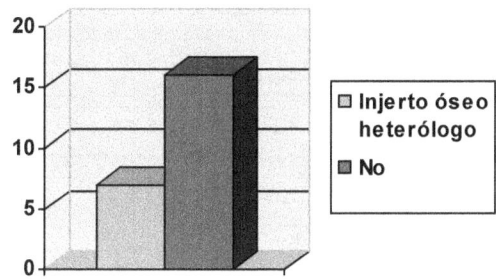

Los criterios para considerar el éxito de la artrodesis son la ausencia de dolor y la presencia radiológica de puentes transóseos.

En la siguiente tabla se muestra un resumen de los datos:

n	EDAD	SEXO	LADO	ETI	PROTESIS	I.F.	FALLO	MODELO	FUSIÓN	T.FUSIÓN	ARTRODESIS 2ª	FUSION	INJERTO
1	64	1	1	1	1	38	1	Hoffman	1	3			2
2	62	1	2	1	1	24	1	Hoffman	2		En 7 m.Limpieza-corrección fijador	5	1
3	67	2	1	1	1	18	1	Hoffman	1	3,3			2
4	66	1	1	1	1	27	1	Ilizarov	1	3			2
5	67	1	2	1	1	43	1	Hoffman	1	3,5			2
6	65	1	1	1	1	12	1	Hoffman	1	3,8			1
7	63	1	1	2	1	29	1	Hoffman	1	3			2
8	59	1	2	1	2	79	2	Hoffman	1	3,5			2
9	65	2	2	1	2	42	2	Hoffman	1	4,2			1
10	60	1	1	1	2	14	1	Hoffman	1	3,7			2
11	63	1	2	1	2	77	2	Ilizarov	1	3			2
12	65	1	1	1	2	19	1	Ilizarov	2		En 6 meses Limpieza-corrección fijador	3,8	1
13	57	2	2	2	2	63	1	Hoffman	1	3			2
14	69	1	1	1	2	44	2	Hoffman	1	3,7			2
15	71	2	2	2	2	25	1	Hoffman	1	3,5			2
16	68	1	1	1	2	9	1	Hoffman	2		En 6 meses Limpieza-corrección fijador	5	1
17	61	1	1	1	2	55	2	Ilizarov	1	5			2
18	65	2	1	2	2	99	2	Hoffman	1	3			1
19	63	1	2	1	2	25	1	Hoffman	2		En 6 meses Pseudoartrosis-Ortesis	NO	2
20	67	1	2	1	2	17	1	Ilizarov	1	5			2
21	61	2	2	2	2	20	1	Hoffman	1	3,5			2
22	72	1	1	1	2	31	1	Hoffman	2		En 5 meses Limpieza-correción fijador	5	1
23	63	1	2	1	2	38	1	Hoffman	1	5			2
	SEXO 1 MUJER 2 HOMBRE												
	ETI: ETIOLOGÍA 1 ARTROSIS (VARO) 2 ARTROSIS (VALGO)												
	LADO 1 DERECHO 2 IZQUIERDO												
	PROTESIS: PRÓTESIS PREVIA AL FRACASO 1 PRIMARIA 2 RESCATE												
	I.F.: INTERVALO FALLO INTERVALO ENTRE COLOCACIÓN DE LA PROTESIS Y EL FRACASO DE ÉSTA												
	FALLO PROTÉSICO 1 POR INFECCIÓN 2 POR AFLOJAMIENTO												
	INJERTO EN EL PRIMER INTENTO DE FUSIÓN: 1 SI 2 NO												
	FUSIÓN: 1 SI 2 NO												

De los datos obtenidos se ha realizado un tratamiento estadístico utilizando el método T-Student con contrastes de medias 2 a 2.

Capítulo V.

Capítulo V. Resultados.

Autor:

David Buendía López.   Licenciado en Medicina y Cirugía.

Especialista en Cirugía Ortopédica y

Traumatología.

La fijación con el procedimiento inicial se obtuvo en 18 casos (78,2%) precisando en 4 casos (17,3%) otra nueva intervención con lo cual se obtuvo un porcentaje de éxito del 95,5%. En uno de los casos no se pudo obtener la fijación, permaneciendo en situación de pseudoartrosis mantenida con una órtesis externa.

En los 7 pacientes portadores de prótesis primaria hubo un caso que precisó reintervención (14,28%) mientras que en 4 de los 16 pacientes que portaban prótesis de revisión (25%) precisaron otra intervención para conseguir la fijación.

Todos los casos en los que fracasó la primera intervención la etiología era el aflojamiento séptico del componente protésico mientras que entre los casos de aflojamiento aséptico no hubo que reintervenir a ningún paciente.

De los 12 casos de etiología séptica que obtuvieron la fijación en primera instancia, la consiguieron tras un periodo medio de 3,6 meses de mantenimiento del fijador (3-5); mientras que en los 4 casos que hubo que realizar un desbridamiento y corrección del fijador se precisaron 4,7 meses (3,8-5) para obtener una artrodesis estable, siendo todos ellos casos en los que la prótesis retirada era de revisión. Mientras, en los 6 casos de aflojamiento aséptico se consiguió la artrodesis transcurridos 3,7 meses (3-5).

En los casos que portaban una prótesis primaria se obtuvo la artrodesis tras 3,26 meses de tratamiento (3-3,8) mientras que los que portaban una prótesis de revisión precisaron 3, 8 meses (3-5).

Se ha realizado un tratamiento estadístico de los datos obtenidos en este estudio, tomando como variables:

- La etiología que motivo el implante previo de una prótesis de rodilla (*genu varo* ó *genu valgo*).
- El tipo de prótesis portada previo al fallo que llevo a la realización de la artrodesis (primaria o de rescate).
- El intervalo de tiempo entre el implante protésico y el fallo de éste.
- La etiología del fracaso protésico (aflojamiento séptico ó aséptico).
- El tiempo en obtener la consolidación.
- El tipo de fijador utilizado.
- El aporte ó no de injerto.

De este modo se han realizado contrastes de medias 2 a 2 según el método T-Student obteniendo los siguientes resultados:

- En nuestro estudio existe una correlación estadística (nivel de confianza 95%,p<0,05) entre la etiología del implante protésico y el tiempo de fusión; siendo menor el tiempo requerido para obtener la artrodesis en los pacientes que presentaban un *genu valgo* previo.

- En nuestro estudio existe una correlación estadística (nivel de confianza 95%,p<0,05) entre la etiología del fracaso protésico y el tiempo en producirse éste; siendo este tiempo significativamente menor cuando la causa era séptica.

- En nuestro estudio, existe una correlación estadística (nivel de confianza 95%p<0,05) entre el tipo de prótesis que fracasó y el tiempo en conseguir la consolidación; siendo menor en el grupo de prótesis primaria.

- En nuestro estudio no existe correlación significativa entre el empleo de injerto óseo y un mayor o menor tiempo de consolidación.

- En nuestro estudio no existe correlación estadísticamente significativa entre el tipo de fijador externo utilizado y un mayor o menor tiempo de consolidación.

- No existe correlación estadísticamente significativa entre la etiología que motivó el implante protésico (*genu varo* ó *genu valgo*) y el tiempo en producirse el fallo protésico.

- En nuestro estudio no existe correlación estadísticamente significativa entre el tipo de prótesis previa y el tiempo en producirse el fallo protésico.

- Por último, tampoco existe correlación significativa entre el tipo de fallo protésico (séptico ó aséptico) y el tiempo en conseguirse la consolidación mediante la utilización del fijador externo multiplanar.

Capítulo VI.

Capítulo VI. Discusión.

Autor:

David Buendía López.   Licenciado en Medicina y Cirugía.

Especialista en Cirugía Ortopédica y

Traumatología.

Los resultados obtenidos en nuestro estudio son similares a los conseguidos por otros autores 60-95,23% como Salem (9), ó Parrate (7) de consolidación con fijación externa; habiendo obtenido en nuestro caso un 95,5 % de casos en los que se produjo la consolidación. Así mismo el tiempo medio en conseguir dicha consolidación fue en nuestro estudio de 3,6 meses; similar al obtenido en otros estudios: Riouallon (8).

Así mismo, una serie de factores tienen influencia en el tiempo en conseguir dicha consolidación, tales como la causa que motivó el implante protésico, el tipo de prótesis previa, la causa del fracaso protésico, el aporte de injerto óseo; no habiendo obtenido una correlación estadísticamente significativa en nuestro estudio con respecto a los dos últimos factores.

En resumen, podemos concluir que la artrodesis de rodilla con fijación externa multiplanar es una técnica válida para el tratamiento del fracaso de la prótesis de rodilla de etiología séptica y aséptica especialmente cuando existe una gran destrucción articular como es el caso de pacientes portadores de prótesis de rodilla de rescate en los que la reserva ósea es claramente menor; con seguridad elevada en cuanto a la consolidación-funcionalidad con baja morbilidad y altas tasas de consolidación.

Capítulo VII.

Capítulo VII. Conclusiones.

Autor:

David Buendía López.   Licenciado en Medicina y Cirugía.

Especialista en Cirugía Ortopédica y

Traumatología.

En nuestro estudio hemos podido demostrar que:

- La artrodesis de rodilla tras fracaso de artroplastia total de rodilla mediante fijación externa multiplanar ofrece un alto porcentaje de consolidación (95,5 %).

- La consecución de la artrodesis se obtiene en menor tiempo en aquellos pacientes portadores de una prótesis primaria y en aquellos pacientes que presentan genu valgo previo.

- El tiempo en producirse el fracaso protésico es inferior en aquellos casos en que dicho fracaso es secundario a infección protésica en comparación a los que la causa es el aflojamiento aséptico.

- No existe una correlación significativa entre el empleo de injerto óseo o el tipo de fijador utilizado y el tiempo requerido para obtener la artrodesis.

- Tampoco existe una correlación estadísticamente significativa entre el tipo de fracaso protésico (séptico ó aséptico) y el tiempo en conseguir la artrodesis.

Capítulo VIII.

Capítulo VIII. Bibliografía.

Autor:

David Buendía López.   Licenciado en Medicina y Cirugía.

Especialista en Cirugía Ortopédica y

Traumatología.

1. Brand RA. 50 years ago in CORR: Arthrodesis of the knee joint. F. H. Moore and I. S. Smillie. Clin Orthop Relat Res. 2010 Jan;468(1):294-5

2. Charnley J. Arthrodesis of the knee. Clin Orthop 1960; 18:37-42. 84 Vol.

3. Charnley J. Lowe HG. A study of the end-results of compression arthrodesis of the knee. J Bone Joint Surg Br. 1958 Nov;40-B(4):633-5

4. Eralp L. Knee arthrodesis using a unilateral external fixator for the treatment of infectious sequelae. Acta Orthop Traumatol Turc. 2008 Mar-Apr;42(2):84-9

5. Ferrand P, Lebon P. The Key-Charnley pressure-maintenance method in arthrodesis. Afr Fr Chir. 1952 Mar-May;7(2):103-15.

6. Nelson CL, Evarts CM. Arthroplasty and arthrodesis at the knee joint. Orthop Clin North Am 1971; 2:245-64.

7. Parratte S. Knee arthrodesis with a double mono-bar external fixators to salvage infected knee arthroplasty: retrospective analysis of 18 knees with mean seven-year follow-up. Rev Chir Orthop Reparatrice Appar Mot. 2007 Jun;93(4):373-80

8. Riouallon G. An original knee arthrodesis technique combining external fixator with Steinman pins direct fixation. Orthop Traumatol Surg Res. 2009 Jun;95(4):272-7

9. Salem KH. Hybrid external fixation for arthrodesis in knee sepsis. Clin Orthop Relat Res. 2006 Oct;451:113-20

10. Ulstrup AK. Knee arthrodesis with the Sheffield external ring fixator: fusion in 6 of 10 consecutive patients. Acta Orthop. 2007 Jun;78(3):371-6